AF460496

OBSERVATION
SUR LA MALADIE
DE M. MANOT DE BERGERAT,

Bourgeois dans le Diocèse de Conférans, Province de Guyenne, attaqué du Ver Solitaire.

Par Messire DANIEL-LOUIS DE VIEUSSENS, ancien Chevalier du Roi, Président-Trésorier de France, Général de Finances, Grand-Voyer du Roy, Sur-Intendant des Gabelles dans la Province de Languedoc, Médecin de la Faculté de Montpellier, député de la Cour par ordre de S. A. R. Monseigneur le Duc d'Orleans Regent, pendant les deux années que la contagion a regné dans la Provence & dans le Languedoc.

A Messire FRANÇOIS CHICOYNEAU, *Conseiller en la Cour des Comptes, Aydes & Finances de Montpellier, Conseiller d'Estat, premier Médecin du Roy.*

A PARIS,
Chez LAURENT-CHARLES D'HOURY Fils, Libraire, rue vieille Bouclerie.

M. DCC. XLIII.
Avec Approbation & Privilege du Roy.

AVIS.

CETTE Obſervation ſur la ſortie du Ver Tænia, appellé communement Solitaire, n'eſt donnée au Public, que pour donner à connoître aux perſonnes de la Profeſſion, quelle attention l'on doit apporter dans le commencement des maladies, qui d'ordinaire nous paroiſſent tres ſimples par la foibleſſe des ſymptômes qui ſe preſentent, & dans la ſuite, nous annoncent le plus ſouvent la perte du malade, ou du moins un genre de maladie tout oppoſé à celui que nous nous étions perſuadés de connoître, par les premiers accidents qui s'étoient preſentés ſous nos yeux; conſequemment à l'expoſé qui nous en avoit été fait par le malade ; ou par les perſonnes propres & néceſſaires à nous informer de ſon état.

OBSERVATION

OBSERVATION

SUR LA MALADIE DE M. MANOT DE BERGERAT, Bourgeois dans la Province de Languedoc.

A MONSIEUR CHICOYNEAU, Conseiller d'Etat, premier Médecin du Roi, & Conseiller en la Cour des Aydes de Montpellier.

MONSIEUR,

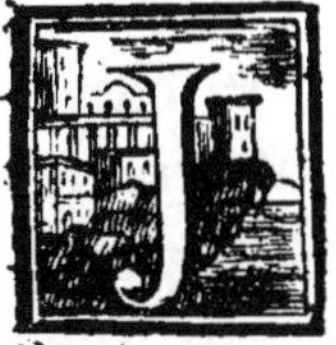

JE suis si occupé depuis cinq à six mois, par le nombre des malades, que je n'ai pû vous communiquer l'observation que je fis le 12. du mois de Février de la présente année, sur un Bourgeois de ces Cantons, âgé de 32. ans, & d'un temperament mélancolique, quoique vorace. Dès sa tendre jeunesse, on l'a vû toujours fort maigre, portant une couleur bazanée, & le cercle des yeux sous la paupiére inférieute étoit livide. On m'assura qu'il avoit été d'une humeur fort enjouée jusqu'à l'âge de huit à neuf ans ; & que depuis ce tems-là, il cherchoit toutes les occasions à se dérober du commerce de ses camarades. Depuis l'âge de quatorze à quinze ans, il avoit été sujet à des douleurs vagues dans toutes les extrêmités inférieures, avec une toux si opiniâtre, qu'il ne pouvoit recevoir la respiration dans le tems que la digestion des solides étoit faite, ou immédiatement après avoir reçu le bouillon : ces derniers accidens avoient déterminé son Médecin ordinaire, à le faire saigner plusieurs fois par le bras ; on le purgeoit le plus souvent avec les émétiques usités, pour détruire le principe d'un dévoyement, dont il étoit travaillé de huit en huit jours pour l'ordinaire ; le malade m'assura qu'il étoit entiérement épuisé par le frequent usage des remedes violens qu'on lui faisoit prendre, pour emporter une bile poracée qu'on avoit réconnu dans son estomach, & dans les autres viscères : cependant il n'étoit soulagé dans la violence de ses douleurs, que par l'operation des purgatifs ; je m'apperçus en même-tems, que (malgré une grande difficulté de respirer, dont il étoit travaillé depuis trois jours, suivant l'exposé du Chirurgien ordinaire) il se plaignoit vivement : je lui demandai pour lors quel étoit le sujet de ses plaintes ; il me repondit qu'il sentoit deux cens crochets de fer (dont on se sert pour attacher la viande à la boucherie) qui déchiroieut sans cesse son gosier, jusques à l'extrêmité des boyaux, & qu'il y avoit des momens ausquels il craignoit de rendre les derniers soupirs. Il étoit attaqué depuis huit jours d'une fiévre double-tierce ; son pous étoit naturellement concentré : je demandai une bougie pour l'examiner, parce qu'on tenoit l'appartement fermé (le malade ne pouvant supporter la clarté du jour, à cause de sa grande foiblesse) je trouvai sa langue fort aride, & couverte dans son milieu d'une espece de limon verdâtre, sa circonference étoit d'un rouge très-vif, & parsemée de différens boutons relevés en pointe, dont une partie étoit rouge, & les autres tiroient sur le violet. Je sentis sur la Région Epigastrique une pulsation continuelle qui augmentoit dans le cours du redoublement, quelque-fois immédiatement après avoir reçu le bouillon, & dans l'operation des remedes prescrits. Tout l'Abdomen étoit assez souple, quoique douloureux par le tact : il se plaignoit, malgré un assoupissement continuel, où il étoit tombé depuis cinq à six jours d'une douleur très-vive, & opiniâtre dans toute la Région des Reins : je le trouvai dans un abbatement de forçes si considérable, par la violence d'un purgatif qu'on lui avoit donné sur les six heures du matin, qu'il lui avoit provoqué plus de cinquante déjections dans l'espace de quatorze heures de tems, ayant rendu chaque fois une quantité prodigieuse d'une bile poracée : pour lors je me déterminai à lui faire prendre sur les neuf heures du soir un Julep avec l'eau de Pourpier & de Chicorée, dans lequel on délaya demi-dragme de la Confection de Hyacinthe, un scrupule de Corail rouge préparé & autant des yeux d'Ecrevisse, avec une demi-once de sirop de Limons, & une grain & demi Laudanum ; le malade dormit pendant six heures sans interruption, & s'éveilla avec une voix plaintive, pour demander du vin, qu'on lui accorda. J'aprochai dans le moment du malade, à peine je reconnus quelque pulsation dans le pous, ayant toutes les extrêmités froides, & aussi tendues, que dans un véritable Tétanos. J'ordonnai qu'on délaïat promptement deux dragmes de la Confection Hyacinthe dans un peu du vin ; le malade eut la parole plus libre un quart d'heure après avoir reçu ladite potion ; les extrêmités restant dans la même situation.

Quoique j'eusse donné dans les vingt-quatre heures toute mon attention sur la nature de cette maladie, je ne voulus pas me déterminer à des nouveaux remedes, sans y avoir mûrement réflechi ; ensuite je donnai mon Diagnostique devant dix à douze personnes de condition parens du malade, & dont le témoignage est hors de critique, assurant qu'on n'avoit jamais connu la maladie de M. Manot de Bergerat ; & qu'on ne devoit attribuer tous les accidens ci-dessus mentionnés, qu'à un seul Ver d'une longueur & grosseur extraordinaire ; que pour soutenir la verité du fait, le malade useroit jusqu'à nouvel ordre de différentes potions contre les vers, dont la baze seroit une décoction de la Fougere mâle, l'écorce de Meurier, & la petite Centaurée ; & que dans les bouillons qu'il prendroit de trois en trois heures, on y mettroit deux cuillerées du suc du Cresson de fontaine. Je fus si heureux dans mon Diagnostique, que dans deux fois vingt-quatre heures, à ſept heures du matin le douziéme jour de ſa maladie, & le 12. du mois de Février, il rendit par bas un Ver dont une partie du corps, avec la queue que je conſerve dans l'eau de vie, tire ſur trois aunes de longueur, & deux aunes & quelque pouce, que la tête avec une partie du corps avoit, (que je n'ai pû conſerver, parce qu'on la jetta imprudemment dans le jardin) faiſoient avec la queue, cinq aunes & quelques pouces que cet inſecte vermineux avoit de longueur. Il ſortit mort du corps du malade, coupé par le milieu dans la diſtance que j'ai marqué. Il étoit plat de ſa nature, & large d'un pouce, depuis la tête juſques à la diſtance de trois pans & quelques lignes vers la queue; tout le corps étoit fort luiſant, & formé à diverſes repriſes de la même maniere qu'on auroit pû joindre pluſieurs vers à la queue l'un de l'autre, de la longueur d'un demi-pouce, & réunis par une couture aſſez relevée.

Le malade fut ſoulagé dans moins de vingt-quatre heures par l'uſage d'autres remedes, d'ont j'en ſupprime le memoire, crainte de vous fatiguer par un ſtile peu laconique; & le malade obtint de jour en jour une ſanté & un embonpoint bien différent de celui dont il avoit joui depuis très long-tems.

Je vous ſerai obligé Monſieur, de me faire ſçavoir, ſi ce Ver, ſuivant l'idée que je vous en donne, a été formé dans le ſujet, au moment qu'il a pris naiſſance dans le ventre de la mere, ou ſi c'eſt depuis l'âge de huit à neuf ans, qu'on s'apperçut que ce jeune-homme changeoit tous les jours d'inclination, & tomboit dans une maigreur conſidérable, quoi qu'il fut vorace. J'attends l'honneur de votre réponſe avec impatience, comme une marque certaine de l'eſtime ſinguliere, dont vous m'avés honoré juſqu'ici, ayant l'honneur de vous aſſurer du profond reſpect avec lequel je ſuis,

MONSIEUR,

Votre très-humble &
très-obéiſſant ſerviteur

VIEUSSENS.

A S. Lizier en Conſérans
ce 28. Juin 1730.

RE'PONSE,

*DE M. CHICOYNEAU à M. V*IEUSSENS, *Médecin de la Faculté de Montpellier.*

MONSIEUR,

J'AI reçu depuis quelque tems celle que vous m'avés fait l'honneur de m'écrire du 28. du précédent, sur un cas des plus curieux ; ce qui est une marque certaine de votre attention, de votre experience, & de votre discernement dans l'examen, & la cure des maladies les plus singulieres ; & quoique j'aye été très-sensible en lisant la rélation exacte, nette, faite en un mot de main de maître, de ce cas particulier, & que depuis ces premiers momens je n'aye cessé de souhaiter ardemment, d'avoir quelques instans assez libres, pour pouvoir vous témoigner combien je suis pénetré des sentimens de la plus sincere, & parfaite réconnoissance pour l'honneur de votre bon souvenir, & pour vous dire en même-tems mon petit sentiment sur la question proposée à l'occasion

ſion du Ver Solitaire. J'ai été ſi fort occupé par le nombre de je ne ſçai combien de conſultations, ou autres travaux ſcolaſtiques, qu'il ne m'a pas été poſſible de m'acquitter plutôt de cette obligation ; outre que j'étois bien aiſe, avant de coucher ma réponſe par écrit, de faire part à quelques-uns de nos ſçavans d'un fait ſi curieux & d'en conférer avec eux, pour m'inſtruire, & ſçavoir ce qu'ils en penſoient. Sur tout s'il leur étoit arrivé de voir un cas de cette ſingularité dans toutes ſes circonſtances : j'ajoute cette derniere particule, parce que, ce n'eſt que par rapport à quelques-unes de ces circonſtances qu'on doit le conſiderer comme très rare & très curieux. L'obſervation du Ver Solitaire en elle-même étant d'ailleurs un fait aſſez commun, n'y ayant guéres de Praticiens un peu exercés qui n'ayent vû & traité cette eſpece de maladie, & l'illuſtre M. Andry dans ſon ouvrage ſur les Vers, rapportant un aſſez bon nombre d'obſervations de ce genre de Ver, outre beaucoup d'autres, qu'il paſſe ſous ſilence, pour ne pas ennuyer le lecteur; & je puis vous atteſter avec ſincerité, que j'ai déja vû dans le cours de ma petite pratique, ſur tout depuis neuf à dix ans, du moins cinq à six Etrangers, attaqués du même mal dont les deux derniers étoient un jeune Capucin, & un Négociant de Bordeaux, par lesquels je me souviens d'avoir été consulté, il y a environ trois ou quatre ans, & qui avoient déja rendu dans le cours de quelques années un nombre prodigieux d'aunes de cet insecte, dont ils portoient avec eux & dans leurs poches plusieurs pieces d'une longueur notable, qu'ils avoient rendu à diverses réprises, dans l'opération des purgatifs, & de quelques autres remedes antivermineux, m'ayant même fait present de quelqu'une de ces pieces, que j'ai laissé égarer, faites en forme de dentelle assez mince, larges d'un pouce, & distinguées d'espace en espace par des petits nœuds, comme si c'étoient plusieurs pieces de la longueur d'un, ou de deux travers de doigt, ajustées, ou attachées ensemble par le moyen d'une couture assez relevée.

Mais revenant à votre observation, ce qui paroit, ou qu'elle offre d'abord de très singulier, est que depuis plus de vingt années que ce Ver avoit commencé à se développer, comme il est permis de l'inférer du changement de caractére, ou du temperament; de la voracité, de la maigreur, de la couleur bazanée, du cercle livide autour des yeux, ou du moins depuis l'âge de quatorze à quinze ans, que les douleurs vagues, la toux opiniâtre, la difficulté de respirer dans le tems de la digestion, &c. sembloient marquer le développement, & l'érection de cet insecte ; & par consequent dans le cours de dix-sept à dix-huit ans, le malade n'ait jamais rendu la moindre piece, ou le plus petit morceau de ce Ver, quoiqu'il eut pris nombre d'émétiques, & des violens purgatifs, qu'il eut été sans doute souvent attaqué du cours du ventre, & essuyé bien de fortes irritations dans les boyaux. C'est Monsieur ce qui me paroît très singulier, & qui, si je ne me trompe, doit être regardé comme tel, n'en ayant pas encore vû d'exemple ; & au contraire toutes les observations sur ce Ver que j'ai fait, ou dont j'ai oui parler, prouvent que cet insecte étant une fois développé, se partage, pour ainsi dire, fort aisément à différentes réprises par morceaux, la tête & partie du corps restant toujours, & ne manquant pas de se réproduire, ou de s'allonger de nouveau ; en sorte que ce Ver récouvre en peu de tems sa premiere dimension, & devenant même beaucoup plus long, ſuppoſé qu'il reſte plus longtems que de coutume à ſe rompre, & à fournir de nouvelles & nombreuſes aunes de ſon tiſſu dentelé, s'il eſt permis de s'expliquer ainſi ; ce qui ſemble prouver que le tiſſu de votre Ver, ou les nœuds qui attachoient les différentes pieces, dont il eſt composé, devoient être plus ſerrés, plus fermes & plus compacts.

La deuxiéme ſingularité de votre Obſervation, & qui me paroît auſſi très digne de votre attention, & comme une preuve certaine de votre grand diſcernement dans la connoiſſance de la nature des maladies, eſt que ſans que vous euſſiés vû M. aucune parcelle de cet inſecte, vous aviés pourtant deviné ſi juſte les divers ſymptomes qui ont paru en dernier lieu, comme les douleurs atroces, ou déchirantes, le grand abbattement des forces, la concentration du pous, l'aridité de la langue, ſa couleur violette, livide, ou verdâtre, la pente à l'aſſoupiſſement, le froid des extrêmités, leur tenſion convulſive, &c. Tous ces ſymptomes, dis-je, pouvant être attribués à quelque autre eſpece de Ver, ou à la malignité d'une bile poracée, telle qu'on l'avoit déja apperçue dans l'oppération prodigieuſe du dernier purgatif qui avoit cauſé, ou provoqué plus de cinquante déjections dans quatorze heures de tems de cette eſpece de bile, ſans faire ſortir la moindre petite piece de l'inſecte vermineux; il faut avouer de bonne foi, & nous pouvons prononcer hardiment ſans éxagération, & ſans que votre modeſtie doive s'en offenſer, qu'il en eſt très peu même parmi nos plus grands Maîtres, qui euſſent rencontré ſi juſte; ces ſortes de préſages marquent encore une fois l'homme conſommé dans la pratique, & dans l'exercice de notre art, & ſuffiſent, ſuivant mon petit diſcernement, pour vous en acquerir la réputation : mais ce qui y met, pour ainſi parler, la derniere main, eſt l'efficacité, & le ſuccès des remedes preſcrits dans cette occaſion, & vous me permettrés de vous dire, après vous avoir rendu partie de la juſtice qui vous eſt dûe, que bien loin de vous avoir trouvé, pour me ſervir de vos propres termes, peu laconique ſur ce ſujet, il m'a paru au contraire que vous l'étiés un peu trop, & que vous m'avés laiſſé à deſirer d'être inſtruit à fonds du nom de ces remedes qui ont produit un effet ſi ſalutaire. Quoiqu'il puiſſe arriver que la décoction de la Fougere mâle, de l'écorce de Meurier, & de la petite Centaurée avec le suc de Cresson, reconnus pour antivermineux des plus specifiques, operent avec tout le succès qu'on peut désirer ; néanmoins comme ils ne répondent pas toujours à notre attente, je vous avouerai ingénuement, que je souhaitte passionnement de sçavoir exactement, quels sont les autres secours que vous avés employé, pour que je puisse aussi y avoir recours dans l'occasion, devant être bien convaincu, que je suis incapable de m'attribuer l'honneur que leur réussite pourroit me procurer, & que je serai toujours prêt à le ramener à son principe.

Je finirai Monsieur, par la question curieuse, que le cas, dont il s'agit, vous a donné lieu de me proposer, & sur laquelle je ne crois pas devoir beaucoup m'étendre, persuadé que sa décision est, à parler sincérement, au dessus de ma portée ; c'est-à-dire, que n'ayant pas un assez grand nombre d'observations pour pouvoir juger, si le Ver Solitaire est constamment une maladie héréditaire, n'ayant d'ailleurs jamais eu l'honneur de connoître les parens du malade, dont il est question ; & la semence de ce Ver, de même que celle de toutes les autres, eſpeces, pouvant s'être inſinuée par la voye des alimens, & par celle de la reſpiration ; il me paroît, qu'il y auroit de ma part une eſpece de témérité de décider, que le malade, qui en a été attaqué, ſoit venu au monde avec cette ſemence, bien qu'à parler à la rigueur, la choſe ſoit très poſſible ; il eſt encore plus plauſible que cela n'eſt pas, y ayant lieu de préſumer, que ſi votre malade eut porté avec ſoi en naiſſant cette ſemence, elle ſe ſeroit bien plutôt développée, les premieres années de l'enfance étant beaucoup plus propres à produire un effet de cette nature, par rapport à la chaleur douce, jointe à l'abondance de l'humidité, & à la frequente pourriture, qui ſont des qualités réquiſes pour faciliter le développement des germes ou Embryons vermineux ; qualités propres, pour ainſi dire, au premier âge, qui par conſéquent doit être, & eſt en effet (comme l'experience journaliere le fait voir) fort ſujet aux Vers : il y a donc apparence, que ſi la perſonne dont il eſt queſtion, fut née avec la mauvaiſe ſemence de ce Ver Solitaire, qu'elle ſe ſeroit ſans doute développée, & que ce développement ſe ſeroit manifeſté dans les premiers jours, ou mois, ou années de l'enfance, par quelqu'un des accidens familiers au genre d'insecte, & cependant il y a lieu de conjecturer, par l'absence de ces accidens, que cela n'est pas ainsi, & que ce n'est en un mot, que vers la huit, ou neuviéme année, lors sans doute que cette personne commença à changer de caractere, & de tempérament, qu'elle devint triste, reveuse, ou mélancolique, qu'elle fuyoit le commerce des humains, & cherchoit les lieux solitaires, ressentant, suivant les apparences, quelques ébranlemens intérieurs des nerfs, & dans le cerveau un peu rudes, ou quelques sourdes & vives irritations : il est, dis-je, très-probable que ce n'est que vers ce tems-là, que la semence du Ver en question s'insinua avec les alimens, & fut retenue dans les intestins par les matieres grossieres, gluantes & visqueuses qui s'y trouvent assez communément, & que s'y étant développé, il commença dès lors à donner des marques de son existence, par la mutation du tempérament du jovial, ou gai, en morne, triste & mélancolique, par la couleur bazanée, & le cercle livide autour des yeux, & autres legers sympthomes, bien qu'à parler ingenuement, il y ait, ce me semble, lieu de s'étonner, qu'un insecte d'une d'une longueur ſi conſidérable, de ce diametre, & d'une ſi grande voracité ne causât pas d'abord, ou n'ait pas excité pendant une longue ſuite d'années des accidens plus fâcheux, & plus dangereux; tels en un mot, que ceux qu'il a produit dans le tems que vous avés été appellé, ou du moins approchans, bien que je n'ignore pas, que c'eſt, pour ainſi parler, l'une des qualités ordinaires du Ver Solitaire, d'être lent, ou pareſſeux à ſe remuer, de ne pas beaucoup inquieter, ou irriter ceux qui le portent, & qui en ſont attaqués, & de les laiſſer vivre les vingt, les trente, & quarante années, ſans les incommoder notablement, pourvu qu'on ſoit aſſidu, & attentif à lui fournir dequoi paître, & ſe nourrir: mais d'où vient donc qu'il a cauſé après un intervalle, ou le cours d'un repos de plus de vingt ans, ou du moins après un ſi long eſpace de tems, d'une action aſſez moderée; d'où vient, dis-je, qu'il a agi avec tant de véhémence, & excité des accidens ſi ſurprenans par leur violence, qu'ils n'auroient pas manqué, ſans aucun doute, d'être funeſtes, ſans votre juſte diſcernement, & ſinguliére habileté? Ne pourrions nous pas rendre raiſon de ce fait particulier, en ſuppoſant, ou une plus grande force, & voracité de l'insecte, acquise, pour ainsi dire, tout à coup; dans le tems de la derniere révolution, ou une espece de maladie, & d'état douloureux de ce même Ver qui le déterminoient à s'agiter plus vivement que de coutume, & à ronger avec une espece de fureur & d'attocité la membrane intérieure de l'intestin, soit aussi qu'il eut déja consumé le velouté de cette derniére partie, ou que trouvant enfin sa nourriture ordinaire d'un très mauvais goût; il fut en quelque maniere forcé d'attaquer & de déchirer le boyau.

Je finis, pour ne pas tomber dans le cas de l'ennuyeuse prolixité, en vous soumettant mes petites décisions, & vous assurant que je suis avec des sentimens d'estime, & d'attachement, tels que vous pouvés les désirer,

MONSIEUR,

Votre très-humble & obéissant Serviteur.

CHICOYNEAU.

A Montpelier ce 21. Juillet 1730.

REPONSE,

DE MONSIEUR VIEUSSENS

Docteur en Médecine de la Faculté de Montpellier, à Monsieur CHICOYNEAU, *Conseiller d'Etat, premier Médecin du Roi, & Conseiller en la Cour des Aydes de Montpellier.*

MONSIEUR,

JE ſuis ſi ſenſible aux obligeantes marques d'eſtime, dont vous avés bien voulu m'honorer dans votre gracieuſe réponſe, que pour les mieux meriter, j'ai pris une ferme réſolution de m'appliquer avec toute l'attention dont je ſuis capable, à bien obſerver tout ce que les différens malades que j'aurai à traiter, pourront m'offrir de curieux, & d'utile pour la guériſon des maux pareils à ceux dont ils ſeront attaqués, étant très convaincu de la verité de cette célébre ſentence d'Annæüs Seneca, l'un des plus Illuſtres, & des plus judicieux Perſonnages de l'ancienne Rome qui diſcourant ſur l'état des Sciences & des Arts, déja parvenus à un haut degré d'accroiſſement, ne laiſſe pas de prononcer d'un ton déciſif que *multùm egerunt qui ante nos fuerunt, ſed non peregerunt*, ajoutant encore, *multùm adhuc reſtat operis, multùmque reſtabit, nec ulli nato poſt mille ſæcula præcludetur occaſio aliquid adjiciendi*. Ce qui ſe trouve évidemment confirmé par toutes les belles, & utiles découvertes qui ont été faites depuis le tems auquel vivoit cet illuſtre Philoſophe, & ſur tout par celles dont notre ſcience a été enrichie dans le cours des derniers ſiécles; c'eſt auſſi ce qui doit nous animer puiſſamment à redoubler nos attentions pour tâcher d'en augmentet le nombre ou l'utilité, autant qu'il dépendra de nous, en marchant ſur les traces de ceux qui les ont faites, & qui doivent nous ſervir de guides pour l'execution d'un ſi louable deſſein; j'oſerois bien me flatter d'un prompt, & heureux ſuccès dans ce genre d'application, ſi je poſſedois une partie de ces talens qui vous diſtinguent Monſieur, ſi avantageuſement dans l'exercice de la Profeſſion, ſi j'étois doué de cette pénétration de genie qui vous met en état de développer ſans peine les cauſes les plus cachées des maux les plus rebelles, & de donner des explications ſi nettes, & ſi judicieuſes des ſymptomes qui les accompagnent, & ſur tout de choiſir les moyens les plus efficaces pour les combattre, & pour les détruire; mais dépourveu de ces rares qualités, j'eſpere du moins que vous ne me refuſerés pas dans l'occaſion le ſecours de vos lumieres, & que vous voudrés bien m'en faire part avec la même cordialité que vous avés eu la bonté de le témoigner, en répondant aux queſtions que j'ai eu l'honneur de vous propoſer, en vous communiquant l'obſervation ſinguliere de l'inſecte vermineux ſur le tems de ſa naiſſance, & de ſon développement; perſuadé que je ne ſçaurois prendre un meilleur parti que celui de ſuivre la route que vous me preſcrirés, & de me ſoumettre à vos juſtes déciſions, dans la recherche, & pour l'éclairciſſement des faits qui pourront ſe preſenter, comme je le fais à l'égard de ceux dont je viens de parler, ne croyant pas qu'il ſoit poſſible de donner ſur ce ſujet une explication plus claire ni plus juſte, que celle que vous m'avés adreſſé.

Il ne me reſte preſentement qu'à vous informer conformément à vos ſouhaits de la nature, & de l'ordre des remedes que j'ai mis en uſage pour la deſtruction du Ver Solitaire, & pour délivrer mon malade d'un état des plus douloureux, & des plus déplorables, bien éloigné pourtant de prétendre vous enſeigner quelque choſe de nouveau ſur une matiere qui vous eſt parfaitement connue; mais uniquement pour vous marquer une entiere déference pour tout ce que vous pouvés déſirer d'un diſciple qui vous eſt devoué, ſoit auſſi par rapport aux perſonnes de la Profeſſion auſquelles il n'eſt pas encore arrivé de voir un pareil cas, qui pourront employer avec ſuccès la même méthode, s'il vient à ſe preſenter; étant dans le deſſein, ſi vous le jugés à propos, d'en faire part au Public, je viens au fait.

Quoique le malade dont il s'agit eut été vuidé copieuſement par des purgatifs qui lui avoient été donnés avant ma premiere viſite, & que les déjections continuaſſent, je crus qu'il étoit à propos de tarir pour ainſi parler, par la même voye la ſource de cette bile poracée qui paroiſſoit être la principale cauſe de la maladie, & la rendre ſi opiniâtre; pour cet effet je preſcrivis la décoction de petite Centaurée, dans laquelle je fis infuſer à chaud pendant une demi-heure, une dragme de Rubarbe en ſubſtance, autant de Coriandre concassée, une pincée de semences d'ammi, & de celle de Fenouil, ajoutant à la colature, vingt-cinq grains d'Ypecacuana en poudre; mais n'ayant eu aucun succès de ce purgatif, & les forces du malade diminuant, je lui fis prendre à six heures du matin, & deux heures après le bouillon, quinze grains de la poudre Diarrhodon Abbatis, & six goutes de la teinture Anodine de Corail rouge de M. Helvetius, avec un scrupule de la confection Hyacinte dans une cuillerée de suc de Grenade; & le cordial ayant été pris deux fois dans les vingt-quatre heures, à l'heure marquée, pendant deux jours consécutifs, les déjections furent beaucoup moins frequentes & le malade reprit une partie de ses forces.

C'est dans le cours de ce calme que je m'attachai serieusement à découvrir la veritable source d'une maladie si singuliere dans toutes ses circonstances, de sorte qu'yant tout lieu de présumer par la nature, & par l'opiniâtréte des symptomes, & sur tout par l'inutilité des remedes ordinaires, qu'elle étoit causée par le Ver Solitaire, je fis preparer sur le champ une potion antivermineuse qui fut prise vers les cinq à six heures du matin, à la distance de quatre à cinq heures du bouillon, afin que le remede ne trouvât aucun embarras dans les premieres voyes, & qu'il pût agir sur l'insecte avec plus d'efficacité; cette potion étoit composée avec la décoction de Fougere mâle, de l'écorce de Meurier, & de petite Centaurée, ajoutant quelques feuilles de Cresson de fontaine, j'y fis dissoudre dix grains d'extrait d'Aloés, autant des Trochisques Alandhal, un scrupule d'écorce d'Orange amere, & autant de la Coralline reduite en poudre, délayant d'ailleurs dans chaque bouillon qu'il prenoit de trois en trois heures deux cuillerées de suc de Cresson de fontaine; cette potion fut réitérée à trois heures après midi, & l'usage en fut continué pendant deux jours, persuadé qu'il ne falloit pas perdre pour ainsi dire de vûe une insecte si dangereux; & je vous avouerai ingénuement que je fus le troisiéme jour dans des grandes & continuelles inquiétudes, de ne voir aucun succès des remedes prescrits, le malade étant au contraire dans une très grande foiblesse, qui avoit déterminé son Confesseur à lui faire la recommandation de l'ame: peu s'en fallut que je ne perdisse tout espoir. Cependant tandis

tandis qu'on diſpoſoit toute choſe pour cette derniere cérémonie, je demandai avec empreſſement qu'on differât encore quelques momens, & qu'on lui laiſſât prendre un remede qui m'étoit venu en penſée, & qui lui fut donné dans l'inſtant vers les cinq heures du matin, ſçavoir trois onces d'huile de Rue, dans laquelle je fis cuire juſques à la conſomption d'un tiers un ſcrupule de la pulpe de la Coloquinte, autant de la Coralline, demi dragme de la racine de Brioine hachée à petits morceaux, & la cuite finie j'eus un gobelet de verre qui me ſervit de mortier, dans lequel j'éteignis demi dragme de Mercure cru; de ſorte qu'une heure après avoir pris cette potion, le malade rendit l'inſecte vermineux dont j'ai eu l'honneur de vous communiquer la deſcription; il uſoit pour ſa boiſſon ordinaire d'une tizanne faite avec l'écorce de Grenade, les fleurs de Coquelicot, & quelques Jujubes, ajoutant ſur chaque verre huit à neuf goutes d'eſprit de Souffre : quoique je fuſſe très convaincu qu'il n'étoit reſté dans le corps du malade aucune portion de cet inſecte, je crus qu'il étoit à propos de continuer l'uſage des contrevers ſans oublier les remedes neceſſaires, pour lui procurer bien-tôt une ſanté parfaite ; s'agiſſant donc de détruire le peu de ſemence qui auroit pû reſter dans une matiere gluante attachée à la membrane interne des boyaux, & ſe développer enſuite de façon à réproduire les mêmes accidens ; je preſcrivis une opiate qui en détruiſant les embrions vermineux, fut auſſi propre à chaſſer en même-tens le levain de la fiévre double tierce, dont il paroiſſoit encore par intervalles, quelque veſtige, & à rétablir pareillement les fibres d'un eſtomach relâché : elle fut compoſée d'une once de la conſerve de Quinarrhodon, deux dragmes de Rubarbe en poudre, d'une dragme & demi d'Ethiops mineral, demi dragme des Trochiſques Alandhal, une once de Kina bien pulveriſé, une dragme & demi d'extrait de Geniévre, & autant d'opiâte Salomonis, le tout incorporé avec une quantité ſuffiſante de ſirop d'Abſinthe ; pour en prendre une dragme tous les matins à jeun délayée dans une ou deux cuillerées de vin, & deux heures après un bouillon ordinaire, ce qui fut continué pendant dix à douze jours, après leſquels il fut mis à l'uſage des ſolides.

Agréez, Monſieur, qu'avant finir

ma lettre je vous communique une découverte que je fis ces jours passés sur cet insecte vermineux qui m'a donné lieu de croire, par les différens examens que j'ai fait, que ce n'est qu'un seul Ver, & non plusieurs accrochés ensemble suivant l'opinion vulgaire; voici de quelle maniere je la fis avec un bon microscope; je pris la partie la plus large que j'ai regardé comme une portion immédiate de la tête de cet insecte, & je la fis enfermer entre les deux lévres d'un homme vigoureux qui en expulsant l'air vers le corps de ce Ver Solitaire, forma un petit conduit ovale d'un nœud à l'autre, & aprés différentes reprises, il se communiqua jusqu'à la distance d'une demi-aune avec beaucoup de peine, quoique l'air fut poussé avec vigueur; d'où je conclus que ce conduit étoit interrompu par autant de soupapes qu'il y a des nœuds, & qu'elles sont renfermées dans le corps de cette couture relevée, erreur qui a donné lieu de croire que c'étoient plusieurs vers unis ensemble; ce conduit est posé orizontalement au milieu du corps de cet insecte, & dans le tems qu'il se manifestoit, en tenant d'une main mon microscope fixe, j'en déchirai avec la pointè d'un canif la membrane, d'où il sortit une sérosité limphatique; ensuite je disséquai avec la même pointe de ce canif le corps de ce Ver, & je ne puis découvrir qu'une infinité de membranes fort minces nourries par la même sérosité limphatique, unies les unes aux autres; j'aurois souhaité pour votre satisfaction, & la mienne, que vous eussiez été témoin de l'exactitude avec laquelle je le disséquai : ce conduit suivant mon idée ne peut être que le ventre commun de cet insecte, où les humeurs destinées pour sa nourriture, & son dévelopement, sont préparées & qu'ensuite elles sont distribuées par la fermentation qu'elles ont souffert dans ces différentes membranes qui forment le corps de ce Ver appellé Solitaire; pour ce qui est de cette surface plate, & cette longueur prodigieuse qu'on lui a toujours reconnu, je l'attribue à la compression des matieres fécales, & grossieres qui se trouvent d'ordinaire dans les boyaux, de telle maniere que cet insecte est sans cesse comprimé, d'un côté par les fibres des boyaux qui sont dans un mouvement continuel, & de l'autre par les matieres contenues dans les boyaux, où il ne peut se distendre pour prendre une dimenſion en rond à cauſe de la foibleſſe de ſon tempérament (s'il eſt permis de s'expliquer ainſi) dans le tems de ſon dévelopement, & les membranes dont il eſt composé étant fort minces & molaſſes à cauſe de l'humeur limphatique dont elles ſont nourries, ſont ainſi obligées de ſe diſtendre en long, & de conſerver cette ſurface large. Ce qui confirme cette hypotèſe, c'eſt que tout corps qui eſt en mouvement s'éloigne de ſon centre, & c'eſt de cette maniere que les matieres fécales groſſieres de leur nature, & d'une ſurface large agiſſant de concert avec les fibres des inteſtins dans leur mouvement continuel, tantôt plus ou moins, donnent cette figure plate & longue au Ver Solitaire, vous me demanderez peut-être ce que c'eſt que ce nœud ; ou cette couture relevée qu'on remarque ſur le corps de cet inſecte ; je vous réponds que le corps de l'homme eſt composé d'un nombre conſidérable d'articulations, pour favoriſer les mouvemens réguliers, & irréguliers qui lui ſont néceſſaires, & que par-conſéquent cet inſecte ne ſçauroit être les trente & les quarante années, ſans incommoder l'homme qui le porte, s'il ne devenoit flexible dans tous les mouvemens qui sont produits dans les intestins qui sont dans le corps de l'homme attaqué de cet insecte vermineux ; les nœuds, où cette couture relevée doit être regardée comme autant d'articulations néceſſaires, pour favoriſer tous les mouvemens qu'il eſt tenu de faire de concert avec les fibres des inteſtins, & ſur tout dans le cours de coliques inteſtinales deſquelles ces ſortes de malades ſont ordinairement tourmentés.

Les ſignes univoques pour connoître cette maladie ſont les perſonnes qui ſont d'un tempérament mélancolique, & voraces dès leur tendre jeuneſſe, inconſtans, inquiets dans le commerce de leurs amis, ayant la mémoire fort ingrate, aſſoupis immédiatement après avoir mangé, portant une couleur bazanée, les yeux fort humides avec un cercle livide tout autour, & quoique voraces ils ſont maigres & foibles dans l'action.

Si dans le cours de votre pratique quelqu'un de vos malades étoit attaqué de la même maladie, je vous prie, après l'avoir purgé de lui faire prendre pendant quelques jours de ſuite à jeun, la derniere potion compoſée avec l'huile de Rue que je regarde comme assuré pour la sortie du Ver Solitaire; augmentant ou diminuant la dose de chaque remede dont ladite potion est composée, suivant l'âge, & le tempérament, les forces, & l'état présent du malade.

Voilà Monsieur en peu de mots tout ce que j'ai heureusement pratiqué dans le cas dont est question, je me flatte qu'ayant satisfait à votre demande autant qu'il m'a été possible, vous voudrez bien continuer à me donner des marques de votre bon souvenir, & que vous me permettrez de vous renouveller les témoignages de la plus vive reconnoissance, & du respectueux attachement avec lequel j'ai l'honneur d'être,

MONSIEUR.

Votre très-humble &
obeissant Serviteur.

VIEUSSENS.

A St. Lizier en Conférans
le 23 Octobre 1730.

REPONSE,

DE MONSIEUR CHYCOINEAU, Conseiller d'Etat, premier Médecin du Roi, & Conseiller en la Cour des Aydes de Montpellier. A M. VIEUSSENS, Docteur en Médecine de la Faculté de Montpellier.

MONSIEUR,

JE ne puis que vous rendre mille graces, de votre obligeante attention à satisfaire au désir que je vous ai témoigné d'être instruit de la nature des remedes que vous avez employé pour détruire le Ver Solitaire, dont vous aviez eu la bonté de me communiquer l'observation singuliere, mais ce qui augmente encore plus les sentimens de ma gratitude; est la maniere toute gratieuse, & les politesses dont vous me comblez en répondant à un si juste empressement; bien que je n'aye fait autre chose

chose pour les mériter que rendre justice à l'étendue de uotre capacité, & à votre discernement dans l'examen, & le traitement des maux les plus rebelles & les plus singuliers : vous venez de donner des preuves si évidentes de ces rares qualités dans le cas du dangéreux insecte, qu'il est très aisé de comprendre, que bien loin d'avoir besoin de mes petites lumieres pour faire des nouvelles & utiles découvertes propres à développer la nature, & les véritables causes des maux les plus singuliers, & les remedes les plus efficaces pour leur guérison, vous n'avez qu'à employer celles dont vous êtes doué pour y réussir ; puisqu'il n'est pas possibe de deviner plus juste que vous l'avez fait, sur la cause de la maladie en question, ni de choisir des remedes plus spécifique que ceux que vous avez prescrit avec un si grand succès, ensorte qu'autant qu'il m'ést permis d'en juger, la conduite que vous avez gardé dans cette occasion doit nous servir de modele en pareil cas, & je vous proteste avee sincérité que s'il s'en présente un de cette espèce, je croirai ne pouvoir mieux faire que d'employer les mêmes secours.

Il ne me reste maintenant qu'à vous

exhorter de perſéverer conſtament dans le louable deſſein de donner votre principale attention à obſerver le caractere des maladies les plus rebelles, leurs cauſes & les remedes les plns propres à les détruire, perſuadé que c'eſt le plus ſûr moyen de perfectionner notre ſcience & que vous avez tous les talens convenables pour l'exécuter; je me flate auſſi que vous voudrez bien continuer à me faire par de vos nouvelles & curieuſes obſervations à meſure que vous les ferez, vous réitérant les aſſurance de l'application que j'aurai de mon côté à vous marquer les ſentimens d'une véritable eſtime, & du parfait attachement avec leſquels j'ai l'honneur d'être,

MONSIEUR,

Votre très-humble &
obéiſſant Serviteur.

CHICOYNEAU.

*A Montpellier ce 4
Novembre* 1730.

LETTRE

DE M. L'ABBE' BIGNON, Conseiller d'Etat.

A MONSIEUR VIEUSSENS, Medecin de la Faculté de Monpellier.

J'ESTIMOIS tant feu M. votre Pere, Monsieur, que vous devés être persuadé du plaisir avec lequel j'ai reçu votre Lettre, du treiziéme de ce mois : j'étois encore à ma campagne, d'où j'arrivai hier, & je ne puis mieux employer mes premiers momens qu'à vous en remercier.

Le Public doit vous sçavoir gré, d'avoir fait imprimer la Lettre que vous avés écrite à M. Chicoyneau, & sa Réponse. Je suis tout-à-fait de son avis, par rapport aux éloges qu'il donne à la sagacité avec laquelle vous avés deviné si promptement & si juste, que la cause de la maladie étoit le Ver nommé autrefois Tænia ; & auquel depuis le Livre de M. Andry, on donne plus communément aujourd'hui le nom de Solitaire. Les Medecins ordinaires, peuvent conjecturer que les maladies ſont cauſées par des Vers : mais de déterminer préciſement, & à une premiere vûe que le Ver qui cauſe la maladie eſt juſtement d'une telle eſpece ; c'eſt une choſe dont peut-être avés vous donné l'exemple : jugés après cela, ce que je penſe des louanges que vous donne ſur cela M. Chicoyneau, à l'égard des remedes que votre imprimé marque que vous avés employé, ils ſont de l'uſage le plus commun contre les Vers ; & je regrette donc ſeulement que vous n'ayés pas ajouté en même-tems les autres remedes plus ſpecifiques, que vous y aviés joints. Ç'eût peut-être été le plus ſûr moyen, de vous attirer la plus parfaite confiance de M. de la Peyronnie, & des Medecins de la Cour par rapport à cette Dame, dont vous me marqués qu'on vous a écrit.

Au reſte, dès qu'il s'agit de ce Ver appellé Tænia ou Solitaire, je crois que vous ne ſerés pas fâché que je vous faſſe part d'une découverte aſſez curieuſe & aſſez nouvelle : c'eſt que M. Winſlow a eu la patience de le diſſéquer, & qu'avec ſon attention & ſa dexterité accoutumée, il y a découvert au moyen d'un bon microſcope un canal qui regne tout le long du corps, de quelque nombre de nœuds qu'il ſoit composé, & de quelque énorme longueur qu'il puiſſe être, de maniere qu'il n'eſt plus douteux que ce ne ſoit un veritable animal & unique : car cette experience a été renouvellée pluſieurs fois par M. Wiſlow ; le nombre des malades attaqués de cette ſorte de Ver, ayant été reconnu conſiderable depuis que les Medecins ſe ſont attachés à examiner de plus près ce genre de maladie, ſur ce que M. Andry en a publié dans ſon Traité de la generation des Vers.

Je ne finirai point ſans vous dire, que dès hier je l'ai donné au même M. Andry pour en faire un extrait, tel qu'il convient dans le Journal des Sçavans.

Je voudrois avoir d'autres occaſions, de vous témoigner avec quels ſentimens je ſuis,

MONSIEUR,

Votre très-humble & très-obéiſſant Serviteur.

L'ABBE' BIGNON.

A Paris le 28. Novembre 1730.

LETTRE

DE M. CHICOYNEAU, Premier Medecin du Roi.

A MONSIEUR VIEUSSENS, Medecin de la Faculté de Monpellier.

J'APPRENS avec beaucoup de ſatisfaction, Monſieur, que l'efficacité du remede que vous aviés ſi heureuſement employé ; il y a ſi je ne me trompe environ douze à treize ans, pour la deſtruction, & l'expulſion totale du Ver Solitaire, dans un cas ou la Perſonne qui en étoit attaquée, étoit reduite à la derniere extrêmité, & dont vous donnâtes alors la connoiſſance au Public, vient d'être confirmée par des nouveaux ſuccès ; enſorte que je ne puis que fort approuver le louable deſſein d'en renouveller & d'en étendre, pour ainſi dire la publicité, par rapport à la grande difficulté que les Perſonnes les plus éclairées, & les plus experimentées de la profeſſion, trouvent communément à chaſſer en entier ce dangereux inſecte du canal où il s'eſt niché & developpé,

& ou malgré l'activité des remedes les plus propres à detruire les autres especes de Vers, & qui le mettent si j'ose ainsi parler en pieces, qu'ils font aussi sortir jusqu'à la dimension de plusieurs aunes; il ne laisse pas de se reproduire, & après avoir tourmenté durant le cours de plusieurs années ceux qui en sont affligés, de les jetter dans un danger évident de perir, soit par leur morsure réitées, qui peuvent être suivies d'une inflammation gangreneuse, ou de mouvemens convulsifs, qui deviennent funestes par leur vehemence, leur assiduité & leur irregularité, soit par la corruption qui en emane; soit enfin par la consomption journaliere du suc nourricie, & de la propre substance des affligés, qui ne peut que provoquer une mortelle Phtisie. Nous devons donc considerer comme une découverte des plus interessantes, celle d'un remede capable de garentir de ces funestes évenemens, & consequemment applaudir avec des sentimens d'estime & de reconnoissance, au louable dessein que vous avés formé d'en renouveller & d'en constater la connoissance par des nouvelles observations.

Permettés moi seulement de vous representer, que pour rendre l'instruction que vous avés projetté, de donner au Public sur ce sujet encore plus utile, il seroit aussi très à propos que vous marquassiés aussi les cas de ce genre de maladie, où le succès n'a pas repondu à votre attente, ou supposé qu'il ne s'en soit pas encore presenté de cette espece, quels sont ceux ou vous jugés que le remede dont il s'agit, ne seroit pas convenable, & où il pourroit peut-être même être plus dangereux qu'utile, puisqu'il n'est pas possible, par rapport à la diversité des temperamens, & aux différences sensibles qui se rencontrent souvent dans le même genre de mal, qu'un remede pour si efficace qu'on le suppose, reussisse également dans le même genre de mal; il peut même arriver, eu égard à la complication de maux qui survient dans le même sujet, & qui sont d'un caractere opposé que le remede soit infructueux ou pernicieux, sur tout lorsqu'il est d'une certaine activité, tel qu'est celui dont il est question dans le cas present; les loix de la saine pratique, & l'interêt public, me paroissent exiger qu'en instruisant le même public de la découverte de ce remede, & de sa grande efficacité, nous indiquions avec franchise les cas, ou les circonstances qui ne permettent

permettent pas de l'employer du moins sans des grandes précautions, outre que cette conduite pleine de candeur, est le moyen le plus seur pour se distinguer de cette foule d'empyriques & de charlatans, qui sans aucun égard pour le jugement & la décision des personnes intelligentes, ne pensent qu'à abuser de la sotte credulité du Peuple, en débitant leurs prétendus secrets comme des panacées, ou des remedes universels, propres à guerir non-seulement le même genre de mal dans toute sorte de sujets; mais même toute espece de maladie dans quelque cas que ce puisse être.

Cependant je laisse le tout à regler avec votre discernement ordinaire, convaincu que vos nouvelles Observations seront très bien reçues du Public, & surtout des Connoisseurs; en mon particulier, vous me trouverés toujours disposé & en cette occasion & en tout autre, à vous rendre la justice qui vous est dûe, & à vous marquer que je suis avec une véritable estime, & un attachement des plus sinceres. MONSIEUR,

Votre très-humble & très-obéissant Serviteur,

CHICOYNEAU.

A Versailles ce 30. Octobre 1742.

R E' P O N S E,

A MESSIRE CHICOYNEAU, Conſeiller d'Etat ordinaire, premier Medecin du Roi, Conſeiller en la Chambre des Comptes, Aydes, & Finances de Montpellier.

MONSIEUR,

C'EST avec un juſte empreſſement que je tâche aujourd'hui de remplir les devoirs de la plus vive reconnoiſſance, dont je ſuis capable, pour les marques d'eſtime, & de cordialité, dont vous m'honorés dans la réponſe qu'il vous a plu me faire, en me permettant de faire réimprimer ſous vos yeux mon Obſervation ſur la ſortie du Ver ſolitaire avec ſa tête; pour informer les perſonnes de la Profeſſion, des routes que j'ai tenu pour connoître ceux qui en ſont attaqués, & des précautions neceſſaires qu'ils doivent prendre dans l'uſage de ce remede; crainte qu'ils n'ayent le malheur de tomber dans les cas, où je me ſuis trouvé auprès des malades qu'on m'a confié pour la curation de cette maladie; pour cet effet j'aurai l'honneur de vous marquer, qu'il y a près de deux ans qu'ayant été appellé à Toulouſe pour la Princeſſe de Leon, qui étoit attaquée d'une fiévre putride, & travaillée depuis pluſieurs années d'un aſthme humide, qui la conduiſit dans une hydropiſie de poitrine, dont elle mourut.

Cette Princeſſe qui étoit informée du remede que j'avois découvert, pour la ſortie du Ver ſolitaire, me pria de voir une hôteſſe qui eſt à quatre lieux de Toulouſe, qu'on appelle la Conſeillere.

Cette malade âgée de cinquante-deux ans, d'un temperament ſanguin-bilieux, avoit conſulté les plus fameux Medecins de cette Faculté, du nombre deſquels étoit M. Aſtruc alors Profeſſeur en Medecine à Toulouſe, & preſentement Medecin du Roi; ſa conſultation me fut remiſe, il y étoit queſtion des eaux minerales raffraichiſſantes, & d'un grand uſage des amers avec la panacée, ſans cependant en avoir reçu aucun ſoulagement notable, m'ayant aſſuré que les eaux minerales qu'elle avoit pris au commencement, lui avoient fait rendre quelques portions de cet insecte : au contraire la quantité considerable des remedes antivermineux, & des violens purgatifs que Messieurs les autres Medecins lui avoient fait prendre pendant l'intervalle des vingt-cinq ans, qu'elle avoit eu le malheur d'en être attaquée, avoient été sans succès, n'en ayant rendu que quelques pieces dans un intervalle considerable.

Après avoir bien examiné ma malade, je la mis aux bouillons de quatre en quatre heures, composés avec le maigre de veau, & la moitié d'une jeune volaille, avec une poignée de feuilles de Cresson de riviere, & après l'avoir purgée, dans le dessein de vuider les premieres voyes *avec les purgatifs usités, qui furent une forte decoction de Tamarins gras, du Senné mondé, de la Rhubarbe en substance, de la Corallinne, de la Semence contre-vers, du Sel de prunelle, & dans la coulure de six onces, une once & demi du Sirop de chicorée, composé avec la rhubarbe, & quelques grains des Trochisques Alandhal en poudre.*

Le tout est donné suivant le temperament, l'âge, & l'état present du malade.

Consequemment au succès du purgatif, je lui fis prendre pendant quatre jours de ſuite, (le matin à jeun) des potions antivermineuſes, & le ſoir je les fis réiterer, après un intervalle de quatre heures du bouillon preſcrit, qui lui tenoit lieu de toute nourriture pendant la nuit ; afin que cet inſecte eut moins de quoi ſe nourrir, & que par l'amertume de la potion, il pût entrer dans des mouvemens convulſifs, & ſe couper à differens morceaux, ce qui eſt prouvé par l'experience, puiſque la malade dans le cours de la nuit, ayant pris la ſuſdite potion, eût des attaques de coliques beaucoup plus vives, tantôt dans l'eſtomach, & tantôt dans la region umbilicale, qui regnoient juſques dans les hypocondres, & le lendemain matin après avoir rendu la potion antivermineuſe purgative, la malade rendit pendant deux jours de ſuite, ſur les trois heures de l'apreſmidi une portion de cet inſecte, d'une aune de longueur, encore vivante, en preſence de pluſieurs perſonnes dignes de foi.

La potion antivermineuſe étoit compoſée dans la formule qui ſuit.

Prenés un demi gros de Pulpe de la Colequinte, deux gros de Semence contre vers, un gros de la Corallinne, deux gros de l'écorce moyenne de Meurier, autant de la racine de la Fougere mâle, quatre tranches avec le dedans d'une Orange amere, une poignée de Cresson de riviere, deux gros de l'écorce de Grenade fraiche, & le double seche : faites bouillir le tout pendant une heure sur un feu lent dans un pot de terre bien lutté, après y avoir mis huit onces d'une décoction de la Chicorée amere, & dans la couleure d'environ cinq à six onces, on fait delayer une demi once d'huile de Rhue.

On la rend purgative avec quelques grains des Trochisques Alandhal.

Pour calmer ces accidens de colique pendant la nuit, je lui faisois prendre dans deux onces environ d'une infusion faite avec les têtes de Pavot blanc, une pincée de Semence contre-vers, & autant de la Corallinne, avec deux morceaux d'écorce de Grenade du poids d'un gros & demi, une demi once de sirop d'œillet, une once de sirop de Pavot rouge, cinq à six goutes du suc de l'écorce d'orange amere, tirée par expression, avec deux cuillerées à caffé d'huile d'Amandes ameres tirée sans feu.

Après que la malade se fut reposée pendant un jour, je lui fis prendre à jeun le sixiéme jour, la tenant toujours au bouillon de quatre en quatre heures, mon remede preſcrit dans mon Obſervation ; qui lui fit rendre cet inſecte ſur les cinq à ſix heures du ſoir, de la longueur d'une demi aune avec la tête : je l'ai conſervé dans l'eau-de-vie pendant les deux mois que je reſtai à Toulouſe, il avoit la tête ſemblable à celle d'un brochet, le corps plat, & couvert d'une couture relevée de la diſtance d'un pouce, ou environ d'une couture à l'autre.

J'ai cru Monſieur, devoir vous faire part de cette cure, qui eſt d'autant plus propre à attirer la confiance du Public, puiſqu'elle eſt toute recente, & que le cas eſt arrivé dans une Ville où la malade a été traittée pendant un intervalle de près de vingt-cinq ans, ſans que Meſſieurs les Medecins de cette Faculté, ayent pû faire ſortir la tête de cet inſecte.

Tels que ſont Meſſieurs, Labrocaire, Gouzié, Combarieux, & Peres, Profeſſeurs de cette Univerſité.

Ce qu'il y a de ſingulier dans la malade, laquelle vivant depuis dix à douze ans qu'elle étoit veuve, dans un état languiſſant, vient de ſe marier en ſecondes nôces, aſſurant que depuis qu'elle étoit au monde, elle ne s'étoit jamais ſenti une ſanté ſi bien établie.

Eu égard à l'expérience que j'ai devers moi dans ce genre de maladie dont je me ſuis fait une étude particuliere pendant pluſieurs années, je donne au public & à Meſſieurs les Médecins les ſignes univoques qui peuvent faire connoître les perſonnes attaquées de ce Ver. Afin que ces derniers puiſſent employer le remede avec ſuccès, & agir avec connoiſſance de cauſe, non-ſeulement dans les cas où cet inſecte a donné des marques de ſon exiſtance par les différentes pièces qu'ont accoutumé de rendre les malades qui en ſont attaqués, ſoit par un effet des purgatifs, ou des antivermineux, qu'on leur a fait prendre, même auprès de ceux qui en ont rendu pluſieurs piéces ſans avoir pris aucun remede, & dans ceux mêmes qui n'en ont jamais rendu, & que j'ai découvert qu'ils en étoient attaqués, conſéquemment aux accidens que je dirai ci-après qui doivent ſervir de principe pour l'entiere connoiſſance de cette maladie, qu'on avoit ignoré juſqu'ici.

Voici, Monſieur, un cas inconteſtable comme l'on peut rendre le Ver Solitaire avec ſa tête ſans employer les remedes uſités, il y a environ deux ans qu'étant qu'étant à Toulouſe occupé à traiter, à la priere de M. de Mazeurier Procureur Général en parlement, Mademoiſelle de Treulierie, des attaques d'épilepſie dont elle étoit affligée depuis quelques années, M. ſon frere âgé de 33 ans d'une candeur ſans exemple, me conſultant, je lui demandai s'il n'avoit pas rendu dans certains tems quelques portions d'un ver plat & long, le croyant attaqué du Ver Solitaire, il me répondit qu'il y avoit environ 14 à 15 ans, que voulant faire de l'extrait de genievre, il pila une certaine quantité de cette graine pendant tout un jour, & que le matin étant à jeun, il en mangea ou dans le cours de la journée, une poignée, par un gout particulier qu'il y avoit trouvé, & que le lendemain matin voulant aller, à la ſelle il ſentit au fondement quelque corps étranger, & ſe mettant à crier, on lui tira environ deux aunes de cet inſecte mort en étant déjà ſorti un pan & demie, & que depuis 14 à 15 ans ou plus il jouiſſoit d'une ſanté parfaite, n'en ayant jamais rendu ni avant cet accident, ni après aucune parcelle, étant devenu depuis ce temslà d'une humeur plus gaye, qu'auparavant.

Son incommodité présente étoit une colique d'estomach, aprés le repas dans le tems même que la digestion pouvoit être faite, & extrêmement vorace.

Il en fut guéri par une opiate avec l'acier préparé & les absorbans, meslés avec les amers.

Je ne pûs point me persuader que ces graines de genievre ayent eu ni pû avoir la puissance de tuer ce ver, & le détacher, tandis que l'expérience nous apprend qu'il faut avoir recours aux remedes les plus puissans, pour en assurer la sortie, ne pouvant l'attribuer à l'effet du geniévre, par rapport à la délicatesse de son tempérament ; il est plus plausible de croire que c'est par une maladie propre à cet insecte, & que dans cet état les moindres amers peuvent occasionner la sortie de ce ver dans le cas dont il s'agit. Peut-être pouvons-nous présumer qu'il étoit déjà mort, puisqu'il le rendit de même, tout ce qu'il y a de singulier, est qu'on doit en penser que la tête n'a point resté dans le corps. Conséquemment à l'état heureux dont M. Treulierie jouit depuis 17 ans en prenant l'époque jusqu'aujourd'hui.

Il est certain qu'étant consulté à Toulouse & à Aix en Provence j'ai découvert plusieurs malades après les avoir bien examinés dans différentes visites, attaqués de ce Ver Solitaire & en leur faisant prendre mon remede ils en ont rendu des parcelles, & ayant été obligé de partir, je n'ai pû sçavoir s'ils en avoient rendu la tête, & les autres se trouvant soulagés par les différentes pièces qu'ils en ont rendus, n'ont pas voulu continuer le remede à cause de sa trop grande amertume; il faut que j'avoue ingénuement qu'il y a eu bien des cas, où malgré toute mon attention, avant que de m'être fait la connoissance que j'en ai aujourd'hui, j'ai été fort en peine, mon malade n'étant point attaqué de ce genre de maladie; il y a environ dix-huit mois qu'étant à Uzès un Cordonnier vint me consulter, après l'avoir examiné & interrogé, je lui dis qu'il étoit attaqué du Ver Solitaire, & qu'il falloit prendre les remedes propres pour l'en délivrer m'ayant protesté que de la vie, il n'en avoit rendu aucune parcelle; il prit le remede dont il s'agit qui lui fit rendre un pelotton des vers ordinaires, mais il ne fut jamais question d'aucune pièce du Ver Solitaire, & s'étant plaint depuis l'usage de ce remede d'une douleur très vive, avec pulsation dans l'hypocondre droit, je trouvai une dureté qui m'annonça une tumeur ſquirreuſe dans la partie inférieure du foye & ſur la partie convexe: Voyant que je m'étois trompé, & que les purgatifs que je lui avois donné avoient mis en jeu ces matieres détenues, depuis un certain tems dans ce ſac, à produire une inflammation, & par le déchirement des vaiſſeaux un abcès; je changeai de route & je laiſſai mon malade dans un état à vivre encore quelque tems.

Je finis, Monſieur, en vous proteſtant avec toute la ſincérité dont je ſuis capable que les perſonnes qui ſont attaquées du Ver (dit Tænia) ou Solitaire, tombent inſenſiblement dans une eſpèce d'inquiétude qui augmente, à proportion que cet animal devient plus vorace & qu'il prend de nouvelles forces, ces mêmes perſonnes nées avec un tempérament jovial & gaye, tombent dans la mélancolie en évitant le commerce des humains, ſe livrant volontiers à leurs propres idées ſe plaignant de tems en tems de grandes laſſitudes dans toutes les extrêmités tant ſupérieures qu'inférieures, des coliques d'eſtomach & inteſtinales, s'ils reſtent trop long-tems à jeun; & quelque tems après que la digeſtion eſt faite, leur ſommeil eſt entrecoupé dans le cours de la nuit, expoſés à faire des rêves d'un pronoſtic fâcheux ſuſceptibles de la peur, par les ſecouſſes irregulieres que reçoivent les fibres de leur cerveau, la memoire très foible; il y en a qui après les accidens des coliques, ont les yeux humides & perdent de vue les objets qui les avoient le plus frappé avant les accidens de ces coliques; j'en ai vû qui après ces coliques, les uns avoient des moiteurs, d'autres des ſueurs & les extrêmités froides, à d'autres il leur ſurvient le matin, ou dans la nuit, un ſerrement ſi conſiderable à l'œſophage, qu'ils croyent avoir un corps étranger qui en bouche les conduits; ils ont d'ordinaire la bouche mauvaiſe, & leur matiere fécale eſt d'une odeur très puante; quoique vorace & d'un temperament gras; ils maigriſſent tous les jours, à proportion que cet animal donne des marques de ſon exiſtence; ils portent autour de la paupiere inferieure un cercle livide & une couleur bazanée, & peu animée; leurs urines ſont chargées d'un ſediment rougeâtre, & d'un limon blanchâtre; après que cet accident de colique d'eſtomach a paſſé, ils ſe plaignent ſouvent d'une vive douleur entre les deux épaules ; c'eſt apparemment que cet animal ayant perdu une partie de ſes forces, ſe laiſſe abbattre & tombe en formant un pelotton dans le fonds de l'eſtomach, & par ſon poids cauſe un tiraillement dans le corps des fibres, avec leſquels ce viſcere eſt attaché qui répondent à cette partie, où eſt le ſiége de la douleur.

Cependant malgré tous ces accidens ci-deſſus, il y en a qui jouiſſent pendant pluſieurs années d'une ſanté parfaite, on ne peut attribuer cet état heureux qu'à leur bon temperament, ou à la delicateſſe du Ver qu'ils portent, lequel agit plus vîte ou plus tard, ſuivant le terme, qu'il commence à ſe développer, & la véhémence avec laquelle il cauſe un dérangement conſiderable dans les liqueurs, pour produire tous ces fâcheux ſymptomes.

Comme ce remede eſt actif dans ſon operation, Meſſieurs les Medecins, ſages & éclairés, ſçauront le menager au point qu'il faut, & l'employer dans les circonſtances néceſſaires.

FIN.

APPROBATION.

J'AI lû, par l'ordre de Monseigneur le Chancellier, un Imprimé, intitulé: *Observation sur la Maladie de M. Manot de Bergerat Bourgeois dans la Province de Languedoc, par M. Daniel-Louis de Vieussens, Médecin*; où je n'ai rien trouvé qui puisse en empêcher la réimpression. A Paris, le 6 Novembre 1742.

ASTRUC.

PRIVILEGE DU ROY.

LOUIS, par la Grace de Dieu, Roy de France & de Navarre, à nos amez & féaux Conseillers, les Gens tenans nos Cours de Parlement, Maîtres des Requêtes ordinaires de notre Hôtel, Grand Conseil, Prévôt de Paris, Baillifs, Sénéchaux, leurs Lieutenans Civils, & autres nos Justiciers qu'il appartiendra. SALUT, Notre bien-amé, le sieur LAURENT-CHARLES D'HOURY, Libraire, à Paris, nous a fait exposer qu'il désiroit faire imprimer & donner au public un Livre qui a pour titre OBSERVATION SUR LA MALADIE DE M. MANOT DE BERGERAT, s'il Nous plaisoit de lui accorder nos Lettres de permission pour ce nécessaires: Nous lui avons permis & permettons par ces Présentes, d'imprimer & faire imprimer ledit Livre en un ou plusieurs volumes, & autant de fois que bon lui semblera, & de le vendre, faire vendre & débiter par tout notre Royaume, pendant le tems de trois années consécutives, à compter du jour de la datte desdites Présentes. Faisons défenses à tous Libraires, Imprimeurs, & autres personnes de quelque qualité & condition qu'elles soient, d'en introduire d'impression étrangere, dans aucun lieu de notre obéissance: à la charge que ces présentes seront enregistrées tout au long sur le Registre de la Communauté des Libraires, & Imprimeurs de Paris, dans trois mois de la datte d'icelles; que l'impression dudit Livre sera faite dans notre Royaume & non ailleurs, en bon papier & beaux caracteres, conformément à la feuille imprimée attachée pour modele sous le contre-Scel desdites Présentes, que l'Impétrant se conformera en tout aux

Réglemens de la Librairie; & notament à celui du 10 Avril 1725, qu'avant que de les exposer en vente, l'Imprimé qui aura servi de copie à l'impression dudit Livre sera remis dans le même état où l'Approbation y aura été donnée, ès mains de notre très cher & féal Chevalier, le sieur Daguesseau Chancelier de France, Commandeur de nos Ordres, & qu'il en sera ensuite remis deux Exemplaires dans notre Biblioteque publique, un dans celle de notre Château du Louvre, & un dans celle de notredit très cher & féal Chevalier, le sieur Daguesseau Chancelier de France, le tout à peine de nullité des Présentes; du contenu desquelles vous mandons & enjoignons de faire jouir ledit Exposant & ses ayans cause, pleinement & paisiblement, sans souffrir qu'il leur soit fait aucun trouble ou empêchement. Voulons que la copie desdites Présentes qui sera imprimée tout au long au commencement ou à la fin dudit Livre, foy soit ajoutée comme à l'original. Commandons au premier notre Huissier ou Sergent sur ce requis de faire pour l'exécution d'icelles tous Actes requis & nécessaires, sans demander autre permission, & nonobstant Clameur de Haro, Charte Normande, & Lettres à ce contraires; Car tel est notre plaisir. DONNE' à Paris le troisiéme jour du mois de Décembre l'an de grace mil sept cent quarante-deux, & de notre Regne le vingt-huitiéme. Par le Roy en son Conseil. Signé, SAINSON

Registré sur le Registre XI de la Chambre Royale des Libraires & Imprimeurs de Paris, n. 90 fol. 77. conformément aux anciens Réglemens confirmés par celui du 28 Février 1723. A Paris le cinq Décembre 1742. Signé, SAUGRAIN. *Syndic.*

www.ingramcontent.com/pod-product-compliance
Ingram Content Group UK Ltd.
Pitfield, Milton Keynes, MK11 3LW, UK
UKHW020431180726
13839UKWH00003B/1427

9 782329 577364